DE L'EXTRACTION

DU

CRISTALLIN LUXÉ DANS LE CORPS VITRÉ

PAR

Ch. GUENDE

Docteur en médecine de la Faculté de Paris,
Interne et externe des Hôpitaux de Marseille (concours de 1884 et 1886),
Ancien interne de la Maternité et de la Clinique Obstétricale,
Lauréat (1er prix) du Comité Médical des Bouches-du-Rhône (année 1887),
Médaille d'argent des épidémies
(Ministère du Commerce et de l'Industrie, choléra de 1885),
Chef de Clinique ophtalmologique à Paris.

1889

DE L'EXTRACTION

DU

CRISTALLIN LUXÉ DANS LE CORPS VITRÉ

IMPRIMERIE LEMALE ET Cie, HAVRE

DE L'EXTRACTION

DU

CRISTALLIN LUXÉ DANS LE CORPS VITRÉ

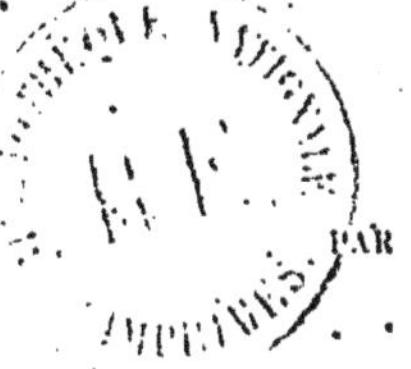

PAR

Ch. GUENDE

Docteur en médecine de la Faculté de Paris,
Interne et externe des Hôpitaux de Marseille (concours de 1884 et 1886),
Ancien interne de la Maternité et de la Clinique Obstétricale,
Lauréat (Ier prix) du Comité Médical des Bouches-du-Rhône (année 1887),
Médaille d'argent des épidémies
(Ministère du Commerce et de l'Industrie, choléra de 1885),
Chef de Clinique ophtalmologique à Paris.

1889

DE L'EXTRACTION

DU

CRISTALLIN LUXÉ DANS LE CORPS VITRÉ

AVANT-PROPOS

En choisissant comme sujet d'étude l'extraction du cristallin luxé dans le corps vitré, nous avons voulu apporter notre contribution à l'un des chapitres les plus intéressants, mais aussi les plus incomplets de la thérapeutique oculaire.

Lorsqu'on parcourt ce qui a été écrit sur le traitement des luxations postérieures du cristallin, on est frappé de l'insuffisance des moyens employés jusqu'à ce jour pour remédier à ces sortes d'affections. En effet aucun de ces moyens ne met à l'abri des redoutables complications auxquelles donne lieu l'organe déplacé soit congénitalement, soit à la suite d'un traumatisme, et se comportant à l'égard des membranes internes de l'œil comme un véritable corps étranger. Le praticien, dans la plupart des cas, demeure inactif en présence d'un état qu'il considère comme une véritable infirmité. A la vérité, il s'efforce de diminuer dans la mesure du possible les troubles fonctionnels, et nous verrons dans le cours de notre travail les procédés qui ont été préconisés dans ce but. Mais là se borne son intervention : elle est simplement palliative.

Tôt ou tard surviennent les troubles inflammatoires, les accidents glaucomateux ou sympathiques. Dès lors un traitement énergique s'impose. Il faudra, sous peine de voir l'œil se perdre rapidement, tenter l'extraction du cristallin luxé, opération sur laquelle on ne fondera, à ce moment-là, que de minimes espérances ; ou bien encore devra-t-on pratiquer l'énucléation pour enrayer la marche de l'affection sympathique. Bien plus, n'a-t-on pas voulu faire de l'énucléation le mode de traitement ordinaire, et n'a-t-on pas proposé d'enlever l'œil sitôt qu'il s'y manifeste des symptômes d'irritation !

Les quelques lignes qui précèdent résument sommairement l'histoire de beaucoup de malades porteurs de luxations ou subluxations cristalliniennes. Quant au nombre de ces derniers, il est plus considérable qu'on ne pense généralement. Il suffit de parcourir la littérature ophtalmologique pour se rendre compte de la place importante qu'ils y occupent et des observations qu'ils fournissent.

En présence d'un état morbide dont l'existence même est un sujet de menace si sérieux pour l'œil, la thérapeutique doit s'efforcer de sortir de son rôle expectant pour devenir réellement curative. Loin d'attendre, pour agir, l'apparition des complications, elle doit tâcher de les prévenir et de rendre impossible l'éclosion des accidents terminaux. Il n'est pour atteindre ce but qu'un seul moyen, celui qui consiste à supprimer la cause, autrement dit, à pratiquer l'extraction du cristallin luxé. Nous n'ignorons pas les objections qui ont été faites à ce procédé, entre autres, la difficulté de l'opération résultant de l'issue inévitable du corps vitré. On tend à revenir aujourd'hui de cette opinion. Quant aux risque d'infection, ils sont à peine supérieurs à ceux d'une simple extraction de cataracte et ils peuvent être absolument évités en pratiquant une antisepsie rigoureuse.

Les observations que nous publions à la fin de notre travail nous permettent d'envisager sous un jour nouveau cette question si controversée de l'intervention dans les luxations post-iriennes. Elles se rapportent toutes, cela va sans dire, à des extractions faites *avant* l'apparition des symptômes inflammatoires. C'est en grande partie le résultat de ces opérations que nous apportons à la discussion et que nous venons soumettre à l'appréciation de nos maîtres.

Nous avons pensé que l'étude des indications de l'extraction, ainsi que la description des divers procédés opératoires, qui constituent pour ainsi dire le fond de notre sujet, devaient être précédées de quelques considérations générales sur les luxations. Leurs complications surtout méritaient de fixer tout particulièrement notre attention. Enfin nous énumérons dans le chapitre consacré au traitement les principaux modes d'intervention préconisés par les auteurs, pour arriver à celui qui fait l'objet de notre thèse inaugurale, l'enlèvement du cristallin.

En appelant de nouveau l'attention sur la thérapeutique des luxations postérieures, notre maître, M. le Dʳ Despagnet, a démontré que la véritable solution de la question réside dans le perfectionnement de nos moyens opératoires, qui seuls peuvent procurer une guérison définitive. C'est dans ses précieux enseignements que nous avons puisé les principaux éléments de notre travail. Nous sommes heureux de lui apporter ici le témoignage de notre sincère reconnaissance, pour la bienveillance qu'il ne cesse d'apporter à notre instruction ophtalmologique.

Nous adressons à nos maîtres à l'École et dans les Hôpitaux de Marseille l'expression de notre profonde gratitude. Qu'il nous soit permis d'inscrire les noms de M. le professeur Chapplain, directeur de l'École de Médecine, qui nous a toujours témoigné un si vif intérêt tandis que nous avions l'honneur d'être son externe, puis son interne ; M. le professeur Queirel, qui nous a si souvent aidé de ses précieux conseils ; MM. les professeurs Combalat, Magail, Rampal, Livon, Gamel, Marcorelles ; MM. les Dʳˢ Poucel, Coste, Fioupe, Michel, Boy-Teissier, Vidal, Benet.

Nous ne saurions trop remercier M. le Dʳ Trousseau, chirurgien de la clinique des Quinze-Vingts, de l'obligeance qu'il a mise à nous communiquer un nombre important d'observations inédites, qui nous ont été très utiles pour nos conclusions.

M. le professeur Duplay a bien voulu nous faire l'honneur d'accepter la présidence de notre thèse : qu'il nous permette de lui en exprimer toute notre reconnaissance.

Remercions enfin M. Daguillon, interne aux Quinze-Vingts, qui nous a prêté son obligeant concours.

ÉTIOLOGIE ET PATHOGÉNIE DES LUXATIONS

Le cristallin est situé à l'état normal dans la chambre postérieure, entre le corps vitré, qui forme une dépression, la fossette hyaloïde, destinée à le recevoir, et la face postérieure de l'iris. Il est maintenu dans cette situation par la zonule de Zinn, son ligament suspenseur, qui, après s'être dédoublée pour former le canal d'Hannover, espace purement virtuel, s'insère en avant et en arrière sur tout le pourteur de la région équatoriale.

Une question importante au point de vue de la pathogénie des luxations du cristallin, c'est celle qui touche à l'origine de la zonule. Suivant l'opinion la plus répandue, cette dernière proviendrait de la membrane hyaloïde, dont elle serait la continuation. Cette opinion n'est pas admise par tous les auteurs. M. Berger, dans son traité d'anatomie normale et pathologique de l'œil, lui décrit des fibres prenant naissance dans le corps vitré, d'autres provenant de la limitante interne et de la lamine vitrée. L'étude embryogénique du globe oculaire nous montre qu'il existe entre le corps vitré et le ligament suspenseur du cristallin une relation étroite : les recherches récentes du Dr Hache ont établi d'une façon non douteuse que ce dernier appartient bien réellement au corps vitré.

Les luxations peuvent reconnaître pour cause unique le traumatisme, qui détermine une rupture des attaches cristalliniennes. Mais nous nous empressons d'ajouter que ces formes sont rares, et que dans la grande majorité des cas, du moins en ce qui concerne les luxations postérieures, le traumatisme n'est que la cause occasionnelle. Cependant le cristallin a pu être projeté dans la chambre vitréenne par un coup porté directement sur le globe oculaire, le choc d'une fusée, par exemple (Galezowski).

Bien plus fréquentes sont les luxations congénitales et celles dites spontanées. Elles sont dues à une anomalie ou à une altération de la zonule. Les premières, résultant d'un arrêt ou d'un vice de développement, coexistent souvent avec d'autres malformations de l'œil, telles que le coloboma de la choroïde, du cristallin, la corectopie. On cite de curieux exemples de transmission héréditaire. Quant aux dernières, si elles se manifestent souvent à l'occasion d'une chute, d'une contusion, d'un éternuement ou d'un effort de toux, leur véritable cause n'en est pas moins étrangère au traumatisme.

On comprend par ce qui précède tout l'intérêt qui s'attache à l'histoire pathologique de la zonule. Nous allons essayer de la résumer. Et d'abord, quelle est l'étiologie des lésions que nous allons rencontrer ? Elle est multiple. Très fréquemment l'allongement zonulaire reconnaît pour cause un état congénital : nous nous trouvons alors en présence d'une malformation du ligament suspenseur, plutôt que d'une véritable lésion. Parfois la cause est purement mécanique : il y a du tiraillement dû à l'existence d'un staphylôme de la région ciliaire, d'une tumeur, d'un buphtalmos, qui ont pour effet de déterminer un agrandissement du segment antérieur de l'œil. Citons encore la sénilité, qui peut faire perdre à la membrane son élasticité normale et la rendre dure et cassante. Mais dans la majorité des cas nous trouvons à l'origine des lésions zonulaires une altération du corps vitré. Florent Cunier, en 1838, ayant fait de nombreuses autopsies d'individus porteurs d'opacités cristalliniennes ainsi que de chèvres et de chevaux employés aux houillères, émit l'opinion que la cataracte capsulaire flottante dépendait d'une synchisis de l'humeur vitrée. Ce fait est admis par les praticiens, et cet état de liquéfaction plus ou moins avancé de la masse vitréenne est précisément le grand obstacle que l'on oppose à la méthode de l'extraction du cristallin. Quant aux altérations mêmes de la zonule, elles offrent la plus grande variété, et suivant le cas on peut observer, soit l'allongement partiel ou total sans modification de texture, soit le ramollissement de la membrane et même sa dissolution.

Le contre-coup de ces lésions se fait ressentir pour le cristallin de deux façons : 1° sur sa stabilité; 2° sur sa nutrition. De fixe et immobile qu'il est à l'état nor-

mal, il présente des mouvements plus ou moins étendus, facilement perceptibles pendant les changements
brusques de position de l'œil. Y a-t-il seulement relâchement de son ligament suspenseur, nous aurons une
subluxation ; au contraire, celui-ci est-il entièrement
détruit, ce sera la luxation complète.

Généralement la lentille n'abandonne pas complètement le champ pupillaire, surtout si l'on a le soin d'instiller de l'atropine, et elle peut être alors directement
aperçue soit à l'éclairage oblique, soit à l'ophtalmoscope. Son bord se présente dans le premier cas sous forme
d'une ligne courbe, brillante, et dans le second sous l'aspect d'une ligne sombre, qui tranche avec le fond rouge
de l'œil. Elle occupe parfois des positions bizarres. On
l'a vue se mouvoir sur un fragment de zonule demeuré
intact à la façon d'une porte sur ses gonds, et venir se
placer pendant les mouvements du patient derrière l'orifice pupillaire, pour laisser libre ce dernier quand le
malade était au repos. C'était le cas de l'individu opéré
par M. Despagnet et dont nous rapportons l'observation. Tantôt la laxité du ligament est telle, que le malade
peut à volonté, en inclinant la tête en avant ou en arrière, faire passer le cristallin de la chambre antérieure
dans l'humeur vitrée, et réciproquement. M. Gayet, dans
le Dictionnaire de Dechambre, cite le cas d'un cristallin
demeuré transparent qui se présentait de section, lorsque le sujet renversait la tête en arrière, comme s'il
avait exécuté un mouvement de rotation sur un axe

horizontal, « semblable à une de ces lentilles montées sur pied dont on se sert dans les cabinets de physique ».

Lorsque la rupture de la zonule est complète, la lentille, en raison de sa densité, vient se placer dans la partie inférieure de l'œil, où le diagnostic de sa situation exacte présenterait de sérieuses difficultés, si elle avait conservé sa transparence. Mais l'opacification est la règle, même lorsque la cristalloïde persiste. D'ailleurs, nous venons de le dire, les mêmes lésions qui amènent la perte de la membrane zonulaire portent aussi atteinte à la nutrition du cristallin, aussi l'altération de transparence est-elle fréquente.

Disons enfin que dans quelques cas on a vu se produire une véritable dissolution de la lentille ectopiée. C'est ainsi que Canier, dans des circonstances semblables, a pratiqué plusieurs fois la discision pour des cataractes capsulaires consécutives à l'absorption de la substance cristallinienne par les milieux de l'œil.

Il est un certain nombre de signes qui accompagnent les luxations postérieures et permettent d'en faire le diagnostic : tels sont le tremblement irien, l'agrandissement de la chambre antérieure, la dilatation pupillaire, etc. Lorsque le déplacement est complet, les signes sont négatifs : ce sont ceux de l'aphakie ; nous n'y insisterons pas, non plus que sur les symptômes subjectifs, dont la plupart des traités d'ophtalmologie font une description détaillée. Mais, nous plaçant au point de vue de l'intervention, nous ne saurions trop insister sur l'examen objectif de l'intérieur du globe oculaire, pratiqué à l'aide de l'ophtalmoscope. Il est nécessaire que le chirurgien connaisse la topographie exacte du déplacement cristallinien, afin de n'avoir aucune hésitation, lorsqu'il devra porter l'instrument à la rencontre du cristallin pour en pratiquer l'extraction.

COMPLICATIONS

Le pronostic des luxations est très variable suivant
la forme considérée : il est toujours sérieux, lorsqu'il
s'agit d'un déplacement post-irien, non pas seulement
à cause de la gêne souvent considérable qui en résulte,
mais surtout en raison des complications qui peuvent
survenir d'un moment à l'autre et qui, pour l'œil
atteint, sont l'indice d'une perte prochaine.

Dans les formes postérieures il y a lieu de distinguer
deux cas : ou bien le cristallin, libre de toute attache
zonulaire, se trouve situé dans la profondeur du corps
vitré, et alors le pronostic sera moins sombre (Follin et
Duplay); ou bien il est placé immédiatement en arrière
de l'iris et demeure en contact permanent avec la
région ciliaire. On a alors le maximum de chances de
voir se développer des complications inflammatoires.
L'explication en est simple, si l'on songe à la cause
dont dépendent les accidents. La lentille qui cesse
d'occuper sa situation physiologique se trouve placée
vis-à-vis du globe oculaire dans les conditions d'un
véritable corps étranger. Ayant perdu ses moyens de
fixité, elle vient se mettre en rapport avec les membranes profondes, qu'elle irrite. Or la région ciliaire

est la plus susceptible et la plus prompte à réagir : c'est en quelque sorte la *zone dangereuse* de l'œil. Suivant une théorie émise, le cristallin produirait une projection de l'iris en avant, un effacement de l'angle de la chambre antérieure, d'où l'oblitération plus ou moins complète du canal de Schlemm, qui est la grande voie de résorption des liquides oculaires. Telle serait l'origine des accidents glaucomateux. Ou bien encore, d'après Priestley Smith, cité par M. de Wecker, le corps vitré, se pressant à travers une déchirure de la zonule, comprimerait le corps ciliaire, compromettant ainsi le libre fonctionnement des voies de filtration. L'engagement de la lentille dans l'orifice pupillaire, entre les deux chambres de l'œil, constitue l'une des variétés les plus graves.

Mais de ce que les luxations complètes, en raison de leur éloignement de la membrane irienne, comportent un pronostic moins fâcheux, il ne faudrait pas se hâter de conclure à leur innocuité. L'ancien procédé de l'*abaissement* de la cataracte nous fournit à ce sujet de précieux renseignements : à la suite de ces déplacements voulus les accidents n'étaient pas rares, et les résultats obtenus expliquent parfaitement l'abandon dans lequel cette méthode est tombée.

Nous n'avons pas spécifié jusqu'ici la nature des complications. Ce sont ordinairement des attaques glaucomateuses se développant avec tout le cortège des symptômes habituels : injection périkératique, my—

driase, trouble de l'humeur vitrée, tension oculaire, etc.
Ou bien encore on assiste au développement d'une
irido-cyclite, pouvant se compliquer d'ophtalmie sympathique. Ces diverses manifestations s'accompagnent
ordinairement de douleurs névralgiques plus ou moins
intenses.

On voit quelquefois le globe oculaire faire preuve
d'une tolérance remarquable à l'égard du cristallin luxé,
témoin l'observation IX de la thèse du Dr Calisti, dans
laquelle les accidents n'apparurent qu'après la 50e année
qui suivit le début de l'affection. Mais pareil délai est
loin d'être la règle, et d'ailleurs le cas précédent prou-
verait bien la corrélation qui existe entre la maladie et
la complication, celle-ci paraissant être en quelque
sorte le terme inévitable de la première, quel que
soit l'espace de temps qui l'en sépare. Il est probable que
souvent l'absence d'accidents immédiats a dû faire
croire ainsi à une immunité réelle. Aussi longtemps
qu'existe la luxation, on est exposé à voir surgir les
complications au premier moment : cliniquement on
peut les considérer comme fatales.

TRAITEMENT

Dans notre exposé sommaire des principaux procédés de traitement des luxations postérieures, nous aurons à considérer deux cas : 1° *il n'existe aucun phénomène inflammatoire* ; 2° *les complications sont survenues*. Cette division n'a rien d'arbitraire, elle répond à deux périodes bien distinctes de l'évolution de la maladie.

La première période est caractérisée, au point de vue thérapeutique, par l'absence de toute intervention *curative*.

En première ligne et par ordre de simplicité nous placerons la correction au moyen des *verres*. Elle donne rarement de bons résultats, car le cristallin déplacé subit toujours un certain degré d'inclinaison, d'où résulte un astigmatisme irrégulier que l'on ne parvient pas à corriger avec les verres cylindriques. Dans quelques cas, on a pu obtenir de l'amélioration par l'emploi des verres sphériques inclinés sous un certain angle. Toutefois ce procédé laisse à désirer au point de vue pratique et n'a d'utilité que pour le diagnostic. Dans la décentration simple, le professeur Gayet conseille les lunettes fortement convexes. Lorsqu'enfin on se trouvera en présence d'une luxation complète, le champ pupillaire demeurant absolument libre, la correction du trouble visuel par les verres convexes sera tout indiquée.

Viennent ensuite les agents médicaux : l'*ésérine*, qui en rétrécissant la pupille, peut faire cesser la diplopie monoculaire ; l'*atropine*, dont l'action mydriatique permet dans certains cas aux rayons lumineux de trouver un passage suffisant entre le bord pupillaire et le disque opaque d'un cristallin cataracté.

En tête des procédés chirurgicaux et par ordre de date, nous trouvons l'ancienne opération de la *réclinaison*, qui a fait ses preuves dans le traitement de la cataracte et qui ne paraît pas devoir sortir de l'oubli dans lequel elle est tombée. L'*iridésis*, de Critchett, est aujourd'hui abandonnée. Les méthodes actuellement en faveur sont celles qui consistent à ouvrir une nouvelle voie aux rayons lumineux en agrandissant l'orifice pupillaire. Ici prennent place l'*iridectomie* et l'*iridotomie*.

Avec l'apparition des complications inflammatoires, la thérapeutique prend un caractère tout différent de celui qu'elle a revêtu jusqu'ici. Le résultat auquel elle tend, c'est la suppression des accidents glaucomateux ou sympathiques ; les moyens qu'elle emploie sont l'enlèvement du cristallin luxé, la cause première des troubles inflammatoires, ou l'énucléation de l'œil sympathisant. Tous les auteurs sont d'accord sur l'opportunité d'une action prompte et énergique. L'*iridectomie* est insuffisante à enrayer la marche des accidents inflammatoires et n'amène ordinairement qu'une amélioration de peu de durée ; aussi n'y a-t-on recours qu'exceptionnellement. L'*extraction du cristallin* réunit la majorité des suffrages. Quant à l'*énucléation*, admise généralement comme pis aller et dans les cas malheureux où toutes les autres tentatives sont restées sans résultat, elle a pourtant trouvé des partisans résolus. Le D' Dehenne, dans l'*Union médicale* de 1885, émet l'opinion suivante : « Que la luxation soit traumatique ou spontanée, il vaut mieux, en thèse générale, enlever l'œil que d'essayer d'extraire le cristallin », persuadé que l'extraction est toujours suivie de l'atrophie de l'œil. Citons encore pour mémoire l'ablation du tiers antérieur de l'œil, que l'on fait suivre de la suture sclérolicale. Cette opération, préconisée d'une manière générale par les D" Horner et Snellen, qui prétendent qu'elle leur évite cinq énucléations sur six, a été proposée à la Société Américaine d'Ophtalmologie de New-York comme traitement des luxations compliquées.

Parmi les moyens thérapeutiques que nous venons d'énumérer, la plupart n'ont qu'une action purement palliative. Quant à leurs indications, elles sont aussi nombreuses que variées. Tantôt c'est un cristallin opaque qui obture incomplètement ou d'une façon intermittente l'orifice pupillaire ; tantôt ayant conservé sa transparence, la lentille cristallinienne est fortement

décentrée et donne lieu à de la diplopie monocu'aire.
Or, en présence des troubles fonctionnels qui résultent
de ces différents états, il n'est pas de praticien tant soit
peu expérimenté qui n'ait souvent constaté son impuis-
sance. Mais, en revenant à un autre ordre d'idées, l'ec-
topie cristallinienne n'expose pas seulement à une perte
plus ou moins complète de la fonction visuelle ; il faut
aussi tenir compte des complications inflammatoires,
dont les effets sont autrement désastreux pour le globe
oculaire.

En résumé, aucune des méthodes de traitement pro-
posées ne met à l'abri des complications : une fois les
complications survenues, on n'a pour les enrayer que
des moyens fort infidèles et l'on peut se trouver dans
la nécessité de sacrifier l'œil atteint pour sauver son
congénère.

DE L'EXTRACTION

Ses indications. — Si nous voulions établir un parallèle entre le traitement des luxations dans la chambre antérieure et celui des luxations dans le corps vitré, nous pourrions dire que tous les auteurs conseillent l'extraction dans la première forme, et cela à bref délai, soit à cause de la gêne visuelle, soit par crainte de quelque accident inflammatoire. S'agit-il au contraire de la deuxième, la même unanimité existe, mais cette fois l'abstention est la règle. Or les troubles visuels, dans cette dernière variété, ne le cèdent en rien à ceux de la première ; quant aux complications, nous avons vu qu'on doit constamment les redouter. Quelles sont donc les raisons pour lesquelles l'extraction se trouve contre-indiquée dans le second cas ? En première ligne se place la difficulté même de l'opération, résultant en grande partie de la liquéfaction du corps vitré. Nous nous proposons de répondre plus loin à cette objection, apportant à l'appui de notre argumentation les résultats obtenus dans la série des cas dont nous publions l'observation. Évidemment l'intervention demande une certaine pratique de la part de l'opérateur ; c'est, si l'on veut, une des plus délicates de la chirurgie oculaire.

Mais il est bon, croyons-nous, de ne pas s'en exagérer les dangers. Et d'ailleurs, les perfectionnements que l'on apporte sans cesse aux procédés opératoires, joints aux avantages incontestables de la méthode antiseptique, n'ont-ils pas souvent justifié des tentatives qui au premier abord pouvaient paraître hasardeuses?

Un autre argument que l'on a fait valoir contre l'extraction, c'est la crainte de l'irido-choroïdite consécutive, et, comme conséquence, l'atrophie et la perte de l'œil. Il importe, pour l'apprécier exactement, que nous tenions compte des conditions dans lesquelles a lieu ordinairement l'intervention. Ces conditions, quelles sont-elles? Les auteurs nous disent qu'il ne faut intervenir que lorsqu'il s'est produit des complications. C'est donc en pleine période inflammatoire, alors que dans bien des cas la nutrition de l'œil a déjà subi une atteinte sérieuse et que son existence même est fortement compromise, que l'on tente le plus souvent l'extraction. On fait de cette dernière une sorte de tentative *in extremis*, comme si l'on voulait donner à l'œil sur le point de se perdre une dernière chance de salut. Il est évident qu'on ne saurait compter sur l'efficacité d'une opération faite dans des circonstances aussi défectueuses. Et cependant, même pratiquée de la sorte, elle donne de temps à autre des résultats heureux, et la guérison n'est pas extrêmement rare. Il nous paraît donc rationnel d'admettre que l'on peut attendre beaucoup mieux de l'extraction du cristallin luxé, pourvu que l'on se place dans les meilleures conditions possibles et que l'on n'attende pas que les accidents inflammatoires aient apporté un trouble plus ou moins grand dans l'état physiologique de l'œil. Déjà un certain nombre de luxations postérieures ont été opérées de la sorte, *avant* l'apparition des complications, par notre maître ainsi que par M. Trousseau, chirurgien de la Clinique des Quinze-Vingts, et nous ne doutons pas qu'avant peu une statistique sérieuse vienne jeter un nouveau jour sur la question et reculer considérablement les limites de l'intervention.

Une tendance contre laquelle nous ne saurions trop réagir, c'est celle qui consiste à faire l'ablation de l'œil dans lequel les accidents inflammatoires ont fait leur apparition, sous prétexte qu'il est voué à une perte certaine et qu'il pourra devenir tôt ou tard un sujet de crainte pour l'œil opposé. Dans ce cas encore nous préférons tenter l'extraction, qui a des chances d'enrayer la marche des complications, plutôt que de faire d'emblée le sacrifice de l'organe malade au profit de son congénère. L'énucléation est toujours une alternative sérieuse : c'est une mutilation dont les progrès de la science doivent tendre à nous émanciper de plus en plus.

Le docteur Agnew, de New-York, va plus loin ; il pratique l'extraction du cristallin de préférence à l'énucléation alors même que l'œil malade est privé de toute perception lumineuse. Il prétend que celui-ci, à moins qu'il ne soit difforme, monstrueux, est bien préférable à l'œil de verre le plus parfait.

Il ne suit pas de ce que nous venons de dire qu'il faille quand même et de parti pris extraire le cristallin dans tous les cas de luxation postérieure. Nous ne repoussons pas absolument les autres méthodes, qui pourront rendre des services dans certains cas déterminés. Mais nous insistons sur la nécessité d'étendre dans une large mesure les indications de l'extraction et de prévenir autant que possible le développement des phénomènes glaucomateux et sympathiques.

Procédé opératoire. — La difficulté que présente l'enlèvement du cristallin luxé dans le corps vitré a été d'un grand poids dans l'abstention méthodique dont on a fait preuve jusqu'ici. Peut-être même est-ce là la véritable raison pour laquelle un certain nombre de chirurgiens se sont montrés partisans de l'énucléation. Aussi est-il de la plus grande importance d'étudier d'une façon complète le procédé opératoire de l'extraction et d'en fixer les moindres détails, car c'est de l'ensemble de ces derniers que dépendra souvent le succès de l'opération. Disons-le tout de suite, l'écueil capital réside dans l'issue de l'humeur vitrée, qui, nous l'avons vu, est altérée dans sa consistance et se trouve dans un état de liquéfaction plus ou moins avancé.

Suivant une opinion généralement accréditée, la lentille, fuyant au devant de l'instrument, exposerait ainsi l'œil à se vider pendant les manœuvres faites pour l'amener au dehors. C'est ce qui a suggéré au D' Agnew l'idée de la fixer au moyen d'une aiguille double, ou « bident », pour la rendre facilement accessible. Voici, résumée, la méthode employée par l'auteur américain. Après avoir instillé dans l'œil quelques gouttes d'atropine, pour dilater la pupille, le patient est couché sur le dos, tandis que des aides maintiennent la tête dans l'immobilité la plus complète, afin d'empêcher que le cristallin ne se détache complètement. On donne alors l'éther jusqu'à résolution et l'on instille de plus quelques gouttes de cocaïne. Le blépharostat mis en place et l'œil tenu au moyen d'une pince à fixer, l'opérateur saisit le « bident » (instrument composé de deux aiguilles à cataracte étroites et effilées, assemblées parallèlement), monté sur une pince porte-aiguille, et le fait pénétrer dans le globe oculaire par le côté temporal, immédiatement en arrière de l'iris, juste assez pour ne pas le blesser. Il conduit les pointes de l'instrument jusqu'au milieu environ du corps vitré et passe en arrière du cristallin, qu'il ramène dans la partie antérieure de l'œil en faisant décrire un arc de cercle aux branches du bident. La lentille, saisie de la sorte comme sur une fourche, suivant l'expression de l'auteur, est portée à travers la pupille jusque dans la chambre antérieure, d'où elle est extraite par une simple incision cornéenne faite avec le couteau de Graefe. L'opérateur fait usage pour l'extraction d'une anse métallique (wire or skeleton spoon), mais il prétend qu'il pourrait s'en passer et qu'il suffirait d'exagérer davantage l'arc de cercle pour voir le cristallin, pressé d'arrière en avant, faire issue au dehors. Dans le cas dont il a présenté la relation à la Société Américaine d'Ophtalmologie, après avoir poussé le cristallin dans la chambre antérieure, il a fait pénétrer les pointes du bident à travers la paroi nasale de l'œil en arrière et très près de l'iris, puis il a laissé l'instrument en place jusqu'à ce que l'extraction fût terminée. Le D' Webster a opéré un malade par la même méthode, mais la lentille, pressée trop fortement contre la face postérieure de la cornée, n'a pu être extraite qu'après l'enlèvement du bident. Dans les deux cas les malades, qui avaient présenté des phénomènes douloureux avant l'opération, ont complètement guéri.

L'instrument imaginé par Agnew est certainement ingénieux, mais il est permis de se demander s'il est d'un emploi absolument pratique et si la manœuvre qui consiste à aller saisir le cristallin pour l'amener dans la chambre antérieure s'exécute aussi facilement que semble l'admettre l'auteur. En outre, en pratiquant la ponction et la contre-ponction, ne s'expose-t-on pas constamment à blesser l'iris ? Quant à la raison même qui a fait imaginer le bident, à savoir l'absence de présentation de la lentille et son enfoncement dans la profondeur du corps vitré, elle a été fortement contestée par le D' E. Williams, qui, a prétendu avoir une grande pratique de l'extraction du cristallin luxé et a déclaré que depuis longtemps il ne s'était plus servi d'aucun instrument pour aller à sa recherche, tant il se présentait aisément.

En France, la question de la meilleure méthode opératoire a aussi préoccupé les auteurs, et l'on peut dire que chacun en a imaginé une différente, suivant l'opinion qu'il s'est faite sur la difficulté de l'intervention. Actuellement l'accord semble devoir se faire sur les procédés les plus simples. M. de Wecker se sert de la curette plate de Critchett, avec laquelle il déprime l'iris, tandis que la lentille glisse sur le creux de l'instrument. On a recommandé l'emploi du chloroforme (Yvert) pour éviter la sortie de l'humeur vitrée ; mais dans la plupart des cas on se contente de cocaïniser l'œil d'une façon aussi complète que possible. M. Galezowski (cataractes luxées et subluxées) fait un lambeau semi-elliptique supérieur et se sert ensuite, pour l'extraction, d'une curette grande et bien creuse. Il n'est pas partisan de l'iridectomie ; il préfère conserver la membrane irienne, qui se contracte et met ainsi obstacle dans une certaine mesure à l'issue du corps vitré.

Ayant vu notre maître, M. Despagnet, pratiquer deux fois l'extraction du cristallin luxé dans le corps vitré, nous ne saurions mieux faire que de décrire ici son procédé. Quelque temps à l'avance, un mois environ, il fait l'iridectomie dans le but de bien découvrir la lentille et d'en faciliter l'enlèvement. En scindant ainsi l'intervention, il ne s'expose pas à ce que l'issue du sang vienne masquer le champ opératoire pendant la manœuvre de l'extraction ; il évite surtout la perte du corps vitré, qui pourrait être beaucoup plus considérable si l'on faisait en une seule séance l'iridectomie et l'extraction ; d'autant plus que celui-ci se présente parfois entre les lèvres de la plaie, sitôt qu'on a achevé le lambeau. Pour la deuxième partie de l'intervention le malade est couché sur le dos, horizontalement, la tête légèrement penchée du côté à opérer. Pas de chloroforme, à moins d'indocilité du malade ; instillations répétées de cocaïne (solution au 20°). Ici se pose la question de l'incision : elle doit être large, afin de rendre l'introduction et le maniement de la curette aussi aisés que possible, et surtout pour que le cristallin sorte facilement et ne soit pas arrêté dans les angles de la plaie. Dans les deux cas auxquels nous avons assisté, elle intéressait les 2/5 de la cornée et occupait son segment inférieur, pour cette raison que la lentille, ayant conservé des attaches zonulaires dans cette direction, y était moins mobile. Le temps capital de l'opération est sans contredit celui qui consiste à pénétrer dans l'intérieur de l'œil avec la curette pour aller extraire le cristallin. Il demande une grande décision de la part de l'opérateur et doit être exécuté rapidement et sans tâtonner. Avec de la rapidité on évitera l'issue de l'humeur vitrée mieux qu'on ne pourrait le faire en prenant les précautions les plus minutieuses. Est-ce à dire pour cela que l'issue sera nulle? Évidemment non. Quoi qu'on fasse, elle se produira forcément, dans le plus grand nombre des cas ; mais, comme le dit notre maître, « le tout est de savoir si la quantité que l'on perd est préjudiciable ». On plongera donc résolument l'instrument dans le globe oculaire et on le portera dans la direction de la lentille. Celle-ci sera facile à saisir, si l'on fait usage d'une curette large et plate. On l'appliquera alors contre la face postérieure de la cornée et on la ramènera au dehors en abaissant le manche de l'instrument et en faisant exécuter à celui-ci un mouvement de bascule. Ayant assisté deux fois à l'exécution de cette manœuvre, nous n'avons constaté qu'une perte insignifiante d'humeur vitrée.

Il existe aussi d'autres facteurs qui peuvent compromettre la guérison et dont l'opérateur doit tenir compte, nous voulons parler des accidents consécutifs, l'iridochoroïdite et le phlegmon de l'œil. Ils résultent bien souvent des tentatives d'extraction longtemps prolongées et des contusions ou des déchirures qui en sont la conséquence. On pourra les prévenir, si l'on possède une connaissance suffisante du procédé opératoire, jointe à la notion très précise de la topographie du déplacement cristallinien, toutes conditions nécessaires pour donner à l'intervention la sûreté et la rapidité d'exécution désirables. Il va sans dire que les précautions antiseptiques les plus minutieuses devront être prises.

On s'est beaucoup exagéré la crainte que la lentille ne fuie au-devant de l'instrument pour s'enfoncer dans la profondeur du corps vitré. Elle tend plutôt, ainsi que l'a dit récemment M. Abadie, à se porter spontanément vers la plaie, sous l'influence du courant liquide.

M. Despagnet ayant donné communication à la Société d'Ophtalmologie de Paris de sa méthode opératoire ainsi que de l'observation de son premier malade, la discussion a été ouverte sur ce sujet. M. Trousseau s'est déclaré partisan de l'intervention hâtive dans les luxations postérieures, apportant à l'appui de son opinion les observations d'un certain nombre de malades opérés avant l'apparition des complications inflammatoires. Nous devons à l'obligeance de M. Trousseau de pouvoir publier ces observations à la fin de notre travail. Il a ensuite fait connaître son procédé opératoire. Pour éviter les répétitions, nous n'indiquerons que les points par lesquels il diffère de celui que nous venons de décrire. Ces points sont les suivants : suppression du blépharostat, qui expose à l'issue de l'humeur vitrée. Afin d'entraver le plus possible cette issue, l'incision est petite et comprend un peu moins du tiers de la cornée. Elle siège dans le segment supérieur, l'opérateur pouvant de la sorte dominer le champ opératoire et fermer rapidement la plaie en rabattant simplement la paupière supérieure. Pendant la ponction et la contre-ponction, celui-ci ne fait pas usage de la pince à fixer, mais il exerce seulement une légère pression sur le globe à l'aide de l'index gauche, pour l'empêcher de fuir. M. Trousseau pratique aussi l'iridectomie, pour prévenir les froissements et les hernies de l'iris, mais il la fait suivre immédiatement de l'extraction. Enfin il exécute cette dernière avec l'anse de Taylor, qui tient moins de place que la curette.

M. Gillet de Grandmont, qui a aussi pris part à la discussion, s'est rattaché à l'opinion de M. Despagnet au sujet de l'incision cornéenne, qu'il veut aussi grande que possible, afin que l'on puisse procéder plus aisément à l'extraction du cristallin.

Il nous a paru que la kératotomie supérieure pouvait ne pas être sans présenter des inconvénients, à cause de la tendance qu'a l'œil à se porter constamment en haut pendant l'opération, ce qui l'expose par suite à faire un effort dangereux lorsqu'on veut mettre la plaie à découvert. Aussi croyons-nous préférable de ne pas nous astreindre d'avance à faire l'incision dans telle ou telle partie de la cornée, mais plutôt d'en subordonner le siège à la situation du cristallin luxé par rapport à la pupille et de la pratiquer dans la partie où celui-ci se présente naturellement.

OBSERVATIONS

OBSERVATION I

Communiquée par M. DESPAGNET à la *Soc. d'Ophtalm.* de Paris,
le 7 mai 1889.

Quand, il y a 18 mois, je fus appelé à remplacer le regretté Giraud-Teulon à la Clinique ophtalmologique de l'hôpital de St-Germain, je fus consulté par un homme, R..., manouvrier, âgé de 45 ans. Sans aucune tare héréditaire, ni diathésique, ni oculaire, notre malade est de bonne constitution et sans antécédents morbides jusqu'à l'âge de 20 ans. A cette époque, il fut pris d'une attaque de rhumatisme articulaire aigu à la suite d'un séjour au camp de Châlons. Mais il n'éprouva aucun retentissement du côté des yeux. Il était légèrement myope et n'avait jamais porté de verres correcteurs pour voir à distance; aussi fut-il pris par la conscription, et il fit son service dans l'infanterie de marine, où, malgré sa myopie, il fut noté comme très bon tireur.

Notre malade fit ensuite la campagne de 1870, coucha pendant 8 mois sur la terre et rentra à Paris pendant la Commune, où il fut de force incorporé par les insurgés. Pendant 39 jours il coucha aux avant-postes et finit par s'évader pour rentrer à St-Germain. Il fut pris alors d'une nouvelle crise de rhumatisme, mais ses yeux restèrent toujours indemnes. En 1878 il fut employé dans une fabrique de bière. Là, occupé à réparer de grandes futailles, il était souvent obligé de pénétrer dans leur intérieur; c'est alors qu'à plusieurs reprises il fut le jouet de ses camarades, qui s'amusèrent à le rouler dans son tonneau.

A cette époque, à peu près, si ses souvenirs sont fidèles, il commença à s'apercevoir du trouble de sa vision. Un brouillard recouvrait les objets, brouillard qui parfois disparaissait. Bientôt, graduellement, il lui fut impossible de s'adonner à la lecture, son passe-temps favori. Puis survint de la polyopie, et enfin tous les objets qu'il fixait étaient atteints d'un tremblement qui lui en rendait la vue insupportable. Il continua néanmoins à travailler jusqu'en 1882. A partir de ce moment il se fit distributeur de journaux. Mais à chaque instant, pendant ses courses, il était obligé d'interrompre sa marche, parce que sa vue, trouble continuellement, mais suffisante pour lui permettre de se guider, s'obscurcissait complètement par instants. Il se décida alors à consulter M. Giraud-Teulon, dont je trouve sur les registres de l'hôpital le diagnostic suivant : Luxation des deux cristallins cataractés.

A quelque temps de là, M. Giraud-Teulon lui pratiqua sur l'œil gauche une iridectomie inférieure qui ne donna presque aucun résultat. C'est alors que notre malade se décida à consulter dans les diverses cliniques de Paris, et partout on lui dit qu'il n'y avait rien à faire. Aussi se décida-t-il à tenter une démarche pour entrer à l'Hospice des Quinze-Vingts, et à cet effet, il obtint de tous les confrères qu'il avait consultés un certificat constatant que son état ne lui permettait pas de se livrer à un travail quelconque et qu'il était incurable. Tandis qu'il attendait son admission aux Quinze-Vingts, j'eus à l'examiner. Je constatai dans les deux yeux une luxation cristallinienne postérieure et inférieure. Les deux cristallins cataractés, essentiellement mobiles, nageaient dans le corps vitré et prenaient par rapport à la pupille les positions les plus variées, retenus qu'ils étaient par une légère bride de la zonule. Si le malade restait au repos absolu sans aucun mouvement des yeux, le cristallin, par suite de la pesanteur, descendait et mettait à découvert la partie supérieure de la pupille, et le malade voyait. Mais s'il faisait le moindre mouvement des yeux ou de la tête, le cristallin venait se replacer devant la pupille et l'obturer. C'est ce qui faisait que pendant ses courses notre malade était souvent forcé de s'arrêter pour permettre à ses cristallins de redescendre dans la partie la plus déclive. Quant à l'iridectomie faite par Giraud-Teulon, si elle ne servait pas à grand'chose, comme je l'ai dit, c'est parce que le cristallin, en raison de l'attache qu'il avait conservée en bas et en vertu de son poids, se portait naturellement dans le sens de l'iridectomie et empêchait l'emploi de ce trou artificiel. Les yeux ne présentaient par ailleurs aucune trace d'inflammation ni aucune modification pathologique appréciable du segment antérieur ou postérieur, si ce n'est celle des cristallins. Le malade étant bien déterminé à subir toute opération, je me décidai à lui pratiquer l'extraction du cristallin luxé de l'œil droit. Je résolus de la pratiquer inférieure, parce que là le cristallin offrait sa partie la moins mobile, à cause de l'attache ligamenteuse qui persistait. Mais désireux de faire l'iridectomie pour mieux manœuvrer, je la fis dans une première séance, le 16 avril 1888, et le 23 juin je procédai à l'extraction de la lentille. Le malade fut couché horizontalement et un peu sur le côté droit. Je fis une plaie large, intéressant les 2/5 de la cornée. Tandis que l'humeur aqueuse s'écoulait, la lentille fit plusieurs mouvements d'oscillation, puis enfin, en achevant mon lambeau, elle se porta en dehors et en bas, de sorte que son bord interne émergeait immédiatement derrière le bord externe et inférieur de l'iris.

Aussitôt, à l'aide d'une curette ou plutôt d'une spatule large et plate, je pénétrai verticalement dans l'intérieur du corps vitré, de façon à dépasser d'un demi-centim. environ le bord postérieur du cristallin ; puis abaissant ma main, je relevai ma spatule pour la porter contre le cristallin, et en l'attirant légèrement à moi, ce dernier se trouva pris entre la cornée et mon instrument. Je continuai le mouvement commencé vers l'extérieur et le cristallin glissait contre la cornée et, maintenu toujours par ma spatule, sortait sans la moindre difficulté. Cette opération s'exécuta avec la plus grande rapidité et en grande partie, je le veux bien, grâce à l'accolement que j'avais obtenu de la lentille entre la cornée et mon instrument. Il y eut naturellement issue du corps vitré, mais en quantité peu considérable. Inutile de dire que j'avais pris toutes les précautions antiseptiques possibles. Je fis alors un pansement compressif et je laissai l'œil, le malade n'accusant aucune douleur, 10 jours sans le regarder. Le 10ᵉ jour, je le trouvai en très bon état, avec une pupille très nette. Mais les bords de la plaie étaient saillants, et entre eux se trouvait une hernie du corps vitré qui empêchait leur cicatrisation. Le 15ᵉ jour, le même état persistant, je fis d'un coup de ciseaux l'excision de ce bourrelet et la cicatrisation s'acheva régulièrement après 3 semaines de compression.

Le 28 juillet, après correction, le malade avait une acuité de 2/3.

OBSERVATION II (PERSONNELLE)

M. L...., 52 ans, demeurant rue de Seine, est atteint d'une cataracte double dont il fait remonter l'origine à un an et demi environ. Depuis trois mois son acuité visuelle a notablement diminué. Vers cette époque, il a fait une chute dans les escaliers et s'est contusionné violemment la tête.

Ce qui frappe à première vue chez ce malade, c'est le tremblement irien qu'il présente du côté droit et qui devient très manifeste, lorsqu'il fait exécuter à son œil des mouvements brusques. Le cristallin droit, complètement opacifié, apparaît luxé en bas et légèrement en dedans, laissant libre la plus grande partie de l'orifice pupillaire, lorsque le malade est au repos. Au contraire, pendant la marche, il vient se placer derrière l'orifice pupillaire, qu'il obstrue. Aucune lésion du fond de l'œil.

L'autre œil ayant une cataracte avancée et mettant par conséquent le malade dans l'impossibilité de se conduire lui même, M. Despagnet propose l'extraction qui est acceptée.

Iridectomie inférieure le 2 avril 1889. Le 13 mai, l'extraction a lieu. Œil fortement cocaïnisé avec une solution au vingtième. Large incision inférieure avec le couteau de de Græfe ; les écarteurs sont immédiatement enlevés, ainsi que la pince à fixer. La curette, plongée dans l'œil, ramène le cristallin, qu'elle maintient appliqué contre la face postérieure de la cornée : la sortie par glissement se fait sans difficulté. Légère issue du corps vitré, peu modifié dans sa densité. Les paupières sont aussitôt fermées et un pansement compressif appliqué sur les deux yeux.

Pendant les trois premiers jours le pansement n'étant pas dérangé, n'est pas renouvelé ; pendant les sept jours suivants, il est refait chaque jour sans regarder l'œil. Aucune tuméfaction des paupières

Le 23, la plaie est bien en coaptation, sans hernie du corps vitré. Réaction inflammatoire faible.

2 juin. La cicatrisation est complète.

Actuellement le malade, après correction (+ 11 D. Sph. + 2,5 D. Cyl. Axe 20°) a une acuité visuelle égale à 1/2.

OBSERVATION III

Communiquée par M. le Dr TROUSSEAU.

S..., François, 39 ans, vigneron dans l'Yonne, s'est présenté à la clinique le 4 février 1889 (n° 73,561).

O.D. : compte les doigts à 0^m,75 ; pas d'amélioration par les verres.

O.G. : V. = 0 ; perception lumineuse bonne.

Ce malade présente à gauche une *cataracte dure subluxée*, du côté droit des *opacités corticales postérieures*, des deux côtés de la trémulation de l'iris.

La vue a commencé à se brouiller du côté gauche il y a 4 ans, du côté droit il y a un mois.

Bonne santé générale ; ni albumine ni sucre dans les urines.

Pas de traumatisme. Le malade a toujours été légèrement myope.

Pas de consanguinité. Sœur très myope.

5 février. Après cocaïnisation, kératotomie supérieure, iridectomie à gauche. Extraction du cristallin dans sa capsule à l'aide de la curette fenêtrée. Une légère goutte de vitré se présente, mais ne sort pas. Instillation d'ésérine ; application d'un pansement compressif en binocle. Repos au lit.

Le 7. Plaie cicatrisée, chambre antérieure reformée, pupille nette. Réaction inflammatoire presque nulle.

Le 12. Exeat.

O. D. : compte les doigts à $0^m,75$; pas d'amélioration par les verres.

O. G. : compte les doigts à $1^m,50$. V. $= 1/3$ avec $+ 10$ D. Avec $+ 15$ D, lit le n° 3 de l'échelle de de Wecker.

<h2 style="text-align:center">OBSERVATION IV</h2>

Communiquée par M. le Dr TROUSSEAU.

G... (Onésime), 30 ans, domestique dans le département de l'Orne, vient à la Clinique le 30 janvier 1888 (n° 61,801).

O. D. : V. $= 0$. Perception lumineuse centrale.

O. G. : V. $= 0$. Perception lumineuse centrale.

Du côté droit, cataracte corticale postérieure et capsulaire antérieure subluxée. Du côté gauche, cataracte nucléaire luxée. Cécité de l'œil droit remontant à 10 ans, de l'œil gauche, à 5 ans. Cataractes incomplètes, fond de l'œil inéclairable.

Urines normales.

10 février 1889. Kératotomie supérieure, iridectomie. Extraction du cristallin avec la curette fenêtrée. Pas d'issue du corps vitré. Suites de l'opération normales.

Le 12. Plaie cicatrisée, chambre antérieure reformée, pupille nette.

Le 21. Exeat. Le malade voit la main à 30 cent., mais ne peut compter les doigts.

Observation V
Communiquée par M. le Dr Trousseau.

L.... (Émile), 51 ans, cocher à la Cⁱᵉ Générale, a été soigné à la Clinique en octobre 1881 pour une chorio-rétinite spécifique double (29,376). A ce moment l'acuité visuelle était nulle à droite, et de 1/8 à gauche. Sous l'influence des injections de sublimé, une notable amélioration se produisit et le malade cessa de venir.

7 février 1889. Le malade s'étant présenté de nouveau, on constate une cataracte choroïdienne du côté droit, avec trémulation de l'iris et luxation du cristallin en arrière. Il ressent de violentes douleurs périorbitaires et ciliaires droites. En même temps, la vue est presque nulle à gauche et on y constate un trouble considérable du corps vitré et une mydriase atropinique. Le trouble du corps vitré paraissant être plutôt d'ordre sympathique que spécifique, on ordonne cependant les frictions mercurielles et le 13 on procède à l'extraction du cristallin luxé.

Kératotomie supérieure, iridectomie.

Extraction du cristallin avec l'anse de Taylor. Cette extraction ne réussit qu'après trois tentatives, le cristallin se luxant continuellement dans le corps vitré. L'œil étant devenu très mou à la suite de l'extraction, on laissa en place quelques masses corticales et l'on fit un pansement compressif. Le corps vitré ne s'était même pas présenté.

Le 16, la plaie était cicatrisée, la chambre antérieure reformée ; la pupille était obstruée de masses corticales. Les douleurs avaient complètement disparu.

Le 25, les douleurs n'avaient pas reparu. L'acuité visuelle était très améliorée à gauche ; à droite, une partie des masses

s'étant résorbées, le malade comptait les doigts à 30 centimètres.

Le 30, le malade sortait très amélioré. Nous l'avons revu
depuis : la vue est redevenue à peu près bonne à gauche ; à
droite, la pupille est nette.

OBSERVATION VI
Communiquée par M. le Dr TROUSSEAU.

H... (François), 43 ans, terrassier à Verdun, se présente à la
Clinique le 26 avril 1887 (n° 75,277).

O. D. : compte les doigts à 0,20 cent. sans amélioration avec
les verres. Perception lumineuse bonne.

O. G. : V. = 0. Perception lumineuse bonne.

Le malade est atteint de cataracte double subluxée avec nys-
tagmus et trémulation de l'iris.

Cécité du côté gauche remontant à 6 ans ; du côté droit, la
vue se brouille depuis 3 ans.

Le 27 avril on procède à l'extraction du cristallin gauche.
Kératotomie supérieure, iridectomie. Extraction du cristallin
avec la curette de Taylor. Pas d'issue du corps vitré.

1er mai. Plaie en bon état, pupille nette.

Le 5. Même état. Exeat.

O. G. : compte les doigts à 1 mètre. V. = 1/8 avec + 10 D.

OBSERVATION VII
Communiquée par M. le Dr TROUSSEAU.

O .. (Valérine), 59 ans, manouvrière du département de l'Oise,
se présente à la Clinique le 9 avril 1889 avec une cataracte
sénile complète du côté gauche et une luxation du cristallin en
bas, du côté droit (78,857).

O. D. : V. = 0. Perception lumineuse manque en dedans.

O. G. : V. =0. Perception lumineuse bonne.

La cécité du côté droit remonte à 6 ans, à gauche à trois mois. Elle ne se rappelle aucun traumatisme. Urines normales. Bonne santé générale. Tension un peu plus élevée du côté droit.

10 Avril. Opération de l'œil droit. Kératotomie supérieure, iridectomie, extraction du cristallin avec l'anse de Taylor.

Le 12. Plaie cicatrisée, chambre antérieure reformée, pupille nette.

Le 14. Même état. La malade voit la main, mais ne peut compter les doigts.

Le 15. Opération de l'œil gauche. Kératotomie supérieure, kystitomie, extraction simple.

Le 17. Plaie cicatrisée, chambre antérieure reformée, champ pupillaire net.

Le 22. Exeat. O. D. : voit la main à 30 cent. sans amélioration avec les verres O. G. : V. = 1/4 avec + 10 D.

Observation VIII

Communiquée par M D TROUSSEAU.

M. (Eveline), 35 ans, journalière.

O.D. : V = 1/10. V. = 1/6 avec — 4 D.

O.G. : compte les doigts à 3 mètres. V. = 1/10 avec — 4 D.

La malade présente à droite de la myopie avec staphylôme et des taches d'atrophie choroïdienne ; à gauche, une déchirure de l'iris et de la zonule de Zinn, ainsi qu'une luxation du cristallin, non cataracté, dans le corps vitré. Le fond de l'œil est éclairable, la papille entourée d'un staphylôme. La luxation est d'origine traumatique. La malade ayant été placée sur une chaise, la tête penchée en avant, on fait une kératotomie supérieure avec iridectomie, puis avec l'anse de Taylor on fait plusieurs tentatives d'extraction du cristallin dans le corps vitré. Mais celui-ci n'offrant aucune prise et se luxant davantage, on doit renoncer à l'extraire. Il surviendra du reste une opaci-

fication du cristallin luxé, qui facilitera peut-être son enlèvement ultérieur.

1er juin. La malade revient, présentant des phénomènes glaucomateux. Tn + 3.

Le 3. Énucléation.

OBSERVATION IX

Communiquée par M. le Dr TROUSSEAU.

T... (Auguste), 64 ans, manouvrier dans la Haute-Saône,
a eu une ophtalmie purulente double à l'âge de 55 ans. Celle-ci
a déterminé des staphylômes opaques des deux cornées ; la cécité est complète (n° 76,681).

Du côté gauche, on n'aperçoit nulle part l'iris ; du côté droit,
celui-ci n'est visible que dans une portion très restreinte. En
ce point on tente une iridectomie ; on trouve alors un cristallin
cataracté et luxé dans le corps vitré que l'on extrait avec la
curette de Taylor. La pupille paraît nette après l'opération
(3 mai 1889).

6 mai. Plaie cicatrisée. La pupille subsiste, le malade voit la
main à 20 centimètres.

Le 10. Le malade compte les doigts à 30 centim.

Le 12. Exeat.

OBSERVATION X

Communiquée par M. le Dr TROUSSEAU.

L... (Jean), 21 ans, cultivateur dans la Nièvre, vient à la
Clinique le 6 mai 1889 (n° 74,537).

O. D. : V. = 0. Perception lumineuse centrale.

O. G. : V. = 0. Perception lumineuse nulle.

Le malade a été opéré précédemment de cataracte du côté
gauche. La pupille est nette, mais le corps vitré est occupé par

une masse d'apparence cristalline imitant des stalactites et paraissant constituée par une organisation de l'humeur vitrée.

Du côté droit il présente une cataracte dure subluxée. Perception lumineuse douteuse.

6 mai. Du côté droit, kératotomie supérieure, iridectomie. Extraction du cristallin avec la curette fenêtrée.

Le 8. Plaie cicatrisée, chambre antérieure reformée, pupille nette.

Le 10. Même état. Le corps vitré paraît occupé par une masse analogue à celle du côté gauche.

Le 12. Le malade ne voit pas la main, de l'œil droit.

Le 14. Exeat.

OBSERVATION XI

Communiquée par M. le Dr TROUSSEAU.

D... (Léon), 53 ans, forgeron, demeurant à Paris, a été vu pour la 1re fois à la Clinique le 31 mai 1887 (n° 53,336).

Il avait reçu, le 15 du même mois, un éclat de fer sur l'œil droit et la vue avait diminué depuis. L'iris était accolé à la cornée, la chambre antérieure avait disparu, on apercevait dans la pupille une ligne courbe supérieure paraissant produite par le bord supérieur du cristallin, ce qui fit diagnostiquer une luxation de cet organe.

O. D. : compte les doigts à 1^m,50. V. = 1/2 avec — 3 D.

O. G. : V. = 1/3, et 2/3 avec + 0,50 D.

Le 21 avril 1887, la tension = Tn — 1. L'acuité est la même. Le fond de l'œil est normal ; la chambre antérieure, s'est reformée. L'état de la tension fait proposer une opération, qui n'est pas acceptée.

Le malade revient le 18 novembre. Pupille irrégulière, aspect de l'œil glaucomateux, chambre antérieure réduite. On n'aperçoit plus les limites du cristallin. Tn + 1/2. Réflexe lumineux conservé. Instillation d'atropine.

Le 25. Dilatation pupillaire. Cristallin mobile, non opacifié à la périphérie, opacité nucléaire.

Le 26, la pupille, qui a repris une dilatation normale, présente un dépôt d'uvée sur la cristalloïde. Tension légèrement exagérée.

Le malade cesse de venir, puis retourne en octobre 1888. A ce moment :

O. D. : V. = V. = 0. Perception lumineuse centrale.

O. G. : V. = 1/3, et 2/3 avec + 0,50 D.

Le cristallin est cataracté et toujours dans la même position.

24 octobre. Kératotomie supérieure, iridectomie de l'œil droit. Extraction du cristallin avec la curette de Pagenstecker ; issue légère du corps vitré.

Le 27. Plaie cicatrisée, chambre antérieure reformée, champ pupillaire net.

3 novembre. Exeat. O. D. : compte les doigts à 0,50 cent. V = 1/8 avec +10 D.

OBSERVATION XII
Communiquée par M. le Dr TROUSSEAU

R... (François), 54 ans, cantonnier dans l'Aube, vient à la Clinique le 16 avril 1889 (n° 76,116).

Il présente un strabisme convergent double, consécutif, dit-il, à une affection cérébrale qu'il aurait eue il y a 10 ans. A ce moment, il aurait perdu complètement la vision de l'œil gauche, au point qu'il lui aurait été impossible de se conduire, sans le secours de l'œil droit, qui était resté bon.

En février 1889, il reçoit sur cet œil (le droit) une pierre qui brise ses lunettes et lui détermine une cataracte traumatique.

Au moment où nous le voyons, la cataracte est complète et luxée dans le corps vitré. Le malade ne peut se conduire, la vision étant nulle des deux côtés.

O. D. : V. = 0. Perception lumineuse bonne, sauf en dedans.

O. D. : V. = 0. Perception lumineuse centrale.

Du côté gauche, la papille est à peu près normale, sauf une légère décoloration.

16 avril. Kératotomie supérieure, iridectomie du côté droit. Extraction du cristallin avec la curette.

Le 18. Plaie cicatrisée, chambre antérieure reformée, pupille nette. Au moment où on enlève la ouate qui recouvre l'œil gauche, le malade ressent une vive douleur de ce côté et a de la photophobie. On met un pansement simple sur l'œil droit.

Le lendemain, le malade est tout heureux. Il se passe chez lui un phénomène extraordinaire : quoique l'œil opéré soit caché par le pansement, il voit de l'œil opposé et peut se conduire. Nous vérifions son dire et le trouvons exact, car de ce côté il compte les doigts à 2 mètres. L'ophtalmoscope ne révèle rien de plus que le premier jour. Le strabisme subsiste.

Le 25. État satisfaisant de l'œil droit. L'acuité persiste à gauche.

Le 30. O. D. : compte les doigts à 1 m. V. = 1/4 avec + 10 D.

O. G. : compte les doigts à 3 m. sans amélioration avec les verres.

2 mai. Le malade retourne chez lui.

Observation XIII

Communiquée par M. le Dr Trousseau.

L'enfant G..., Marguerite, âgée de 11 ans, est amenée par sa mère le 14 mai 1889 à la Clinique (n° 77,176.)

Elle a reçu l'année dernière un coup sur l'œil droit qui paraît avoir déterminé une cataracte occupant le champ pupillaire droit et luxée dans le corps vitré. Cette luxation est-elle due au traumatisme de l'œil ou à une tentative d'extraction infructueuse faite en ville, il y a trois mois, c'est ce qu'il est impossible de déterminer. Quoi qu'il en soit, l'œil présente de ce côté une cataracte luxée incomplètement. La vision est nulle, la perception lumineuse bonne.

16 mai. M. Trousseau pratique l'extraction après iridectomie.

Le 17, la plaie est bien en coaptation, la chambre antérieure reformée.

Les suites de l'opération sont normales et le 22, l'enfant peut sortir. La pupille est nette, la tension oculaire normale.

L'acuité visuelle, prise le 13 juin, est la suivante : O. D. : compte les doigts à 1 m. V. = 1/4 avec + 11 D.

OBSERVATION XIV
Communiquée par M. le Dr TROUSSEAU.

M. G..., Pierre, âgé de 72 ans, demeurant à Levallois-Perret. s'est présenté au mois de mai 1889 à la Fondation Isaac-Pereire, d'où nous l'avons envoyé, en raison de l'insuffisance de ses moyens pécuniaires, à la clinique des Quinze-Vingts (n° 77, 447).

Il est atteint d'une cataracte double, incomplète à gauche, complète et subluxée à droite. De ce côté, l'iris est trémulant, la perception lumineuse bonne.

O.D. : V. = 0. Perception lumineuse bonne.

O.G. : Compte les doigts à 3 m.

Le 20 mai, M. Trousseau procède à l'extraction de la cataracte au moyen de l'anse de Taylor, après iridectomie préalable.

Les suites de l'opération sont absolument normales, et le malade nous ayant quitté le 1er juin, revient le 15 à la Fondation Pereire où nous lui choisissons des verres.

Son acuité est la suivante :

O.D. : compte les doigts à 0m,75. V. = 2/3 avec + 11 D.

O.G. : compte les doigts à 3 m., sans amélioration avec les verres. Perception lumineuse bonne.

OBSERVATION XV
Communiquée par M. le Dr TROUSSEAU.

Mme Ch..., Marie, âgée de 72 ans, venant du Cantal, se présente à la Clinique le 3 juin 1889 pour une cataracte subluxée du côté gauche.

O.D. : V. = 1/8, sans amélioration avec les verres.

O.G. : V. = 0. Perception lumineuse hésitante.

De l'œil droit elle est atteinte d'une iritis ancienne et de taies des cornées. Du côté gauche, sa cataracte est subluxée et les renseignements sur la perception lumineuse sont insuffisants. On opère cependant, malgré les mauvaises conditions, en se servant de l'anse de Taylor et en pratiquant l'iridectomie.

Le 6 juin seulement la plaie est cicatrisée, la chambre antérieure reformée. Les suites de l'opération sont normales. Le 15, la malade nous quitte avec une acuité encore faible, mais qui pourra s'améliorer.

O.G. : compte les doigts à 0m,30. Avec + 10 D, compte les doigts à 2 m.

OBSERVATION XVI
Communiquée par M. le Dr TROUSSEAU.

M. B..., Émile (n° 78-526), 33 ans, terrassier dans la Haute-Marne, est entré à la Clinique le 18 juin 1889.

OD : V = 0. Perception lumineuse nulle.

OG : V = 0. Perception lumineuse centrale.

Du côté droit, irido-choroïdite avec décollement de la rétine (Tn-3).

Du côté gauche, cataracte luxée, décollement rétinien probable (Tn-1).

Les conditions opératoires sont très défavorables. De plus

le malade est paraplégique et dans un état de cachexie avancé.

On opère cependant. M. Trousseau fait l'extraction au moyen de l'anse de Taylor. Au moment de la sortie du cristallin, qui se fragmente, légère issue d'humeur vitrée qui empêche de rechercher les morceaux restants.

Le 23, la plaie est cicatrisée, la chambre reformée. La pupille est obtruée par des masses corticales; cependant le malade voit la main à 20 centim., mais ne peut compter les doigts. Tension : Tn-2.

Le 28. Tn-1. L'acuité est la même.

1er Juillet. Le malade quitte la clinique.

Ainsi qu'on peut le voir par les observations qui précèdent, presque tous les opérés ont guéri sans complications. Dans bon nombre de cas, l'issue du corps vitré a été nulle ; enfin dans la moitié au moins des cas où elle s'est produite, elle a été insignifiante. Quant au vitrocèle relaté dans la 1re observation, il n'a eu aucune conséquence fâcheuse. Le mieux, en pareil cas, est de laisser la partie herniée s'éliminer d'elle-même, en redoublant toutefois les soins antiseptiques.

Nous dirons en terminant que plusieurs de ces malades, vus par différents spécialistes, avaient été déclarés inopérables et considérés comme de véritables infirmes pour lesquels la science demeurait sans ressource.

CONCLUSIONS

La thérapeutique des luxations postérieures du cristallin doit entrer dans une nouvelle voie plus conforme aux progrès de la science et au rôle essentiellement conservateur de la chirurgie moderne.

L'extraction du cristallin luxé est seule capable de conjurer les accidents inflammatoires. Ceux-ci sont le terme plus ou moins éloigné de la luxation.

Jusqu'ici on a attendu, pour intervenir, l'apparition des complications. Pratiquée dans de semblables conditions, l'extraction devient en quelque sorte une tentative désespérée qui a de grandes chances d'être impuissante à enrayer la marche des accidents.

On n'est pas encore d'accord sur le meilleur mode d'extraction. Mais d'ores et déjà nous possédons une méthode suffisante et il ne nous est plus permis de repousser l'intervention, dans les cas où elle s'impose, sous prétexte qu'elle est impraticable. L'iridectomie, une large incision cornéenne, faite autant que possible dans le point où la lentille offre le plus de stabilité, rendront celle-ci plus accessible et plus facile à enlever. Enfin, avec de la rapidité et de la décision dans la manœuvre de l'extraction au moyen de la curette, on n'aura le plus

souvent qu'une issue minime d'humeur vitrée et l'on
évitera les accidents consécutifs, sinon d'une façon ab-
solue, du moins dans des proportions telles que l'œil
opéré coure des risques bien moindres que ceux auxquels il était exposé par le fait même du déplacement
cristallinien.

INDEX BIBLIOGRAPHIQUE

Abadie. — *Traité des maladies des yeux*, t. I.

Agnew. — An operation with a double needle, or bident, for the removal of a crystalline lens dislocated into 21ˢᵗ the vitreous chamber (*Transact. of the amer. ophthalm. Soc. 21 th. annual meeting*, 1885, New-York).

Berger. — *Anatomie normale et pathologique de l'œil*, ouvrage couronné par l'Académie des Sciences, 1889.

Calisti. — *Étude sur les luxations du cristallin*. Thèse de Paris, 1884.

Cunier. — Du déplacement spontané du cristallin. (*Annales d'oculistique et de gynécologie*, 1838, 1ᵉʳ vol.)

Cunier et Pétrequin. — *Du déplacement spontané du cristallin* (id.)

Dehenne. — De l'intervention chirurgicale dans la luxation du cristallin. (*Union Médicale* du 5 juillet 1885).

Despagnet. — De l'extraction du cristallin luxé. (*Soc. d'Ophtal. de Paris*, 7 mai 1889.)

Duval. — *Quelques considérations sur les luxations spontanées et les luxations congénitales du cristallin.* (Thèse de Paris, 1874.)

Follin et Duplay. — *Traité élémentaire de Pathologie externe.*

Galezowski. — Traitement de la cataracte luxée. (*Soc. franç d'Ophtal.*, 7 mai 1888.)

Gayet. — *Dictionnaire encyclopédique des Sciences médicales.* (Article Cristallin).

Gillet de Grandmont. — Discussion sur l'extraction du cristallin luxé. (*Soc. d'Ophtal. de Paris*, 7 mai 1889).

Hache. — Sur l'hyaloïde et la zone de Zinn. (*Recueil d'Ophtalmologie*, 1889.)

Monoyer. — *Nouveau Dictionnaire de Médecine et de Chirurgie pratiques* (Article Cristallin).

Naquard. — *Étude sur les luxations du cristallin.* (Thèse de Paris, 1871.)

Trousseau. — Discussion sur l'extraction du cristallin luxé. (*Soc. d'Ophtal. de Paris, 7 mai 1889*).

Webster. — Extraction of a lens dislocated into the vitreous with the aid of Dr C.-R. Agnew's bident. (*Transact. of the amer. ophtal. soc., New-York, 1885.*)

Wecker (de) et Landolt. — *Traité d'Ophtalmologie* (T. II).

Yvert. — *Traité pratique et clinique des blessures du globe de l'œil* (1880).

IMPRIMERIE LEMALE ET Cie, HAVRE